# ABCÈS DE LA CLOISON

ET

# HYPERTROPHIE DE LA MUQUEUSE DE LA CLOISON

## CHEZ LES ENFANTS & LES ADOLESCENTS

PAR

Le D<sup>r</sup> Dimitre N. VAPTZAROFF



IMPRIMEURS-ÉDITEURS

GÉRARDIN, NICOLLE ET BEUGNIES

NANCY-PARIS

1897

# ABCÈS DE LA CLOISON

ET

# HYPERTROPHIE DE LA MUQUEUSE DE LA CLOISON

## CHEZ LES ENFANTS & LES ADOLESCENTS

PAR

Le D<sup>r</sup> Dimitre N. VAPTZAROFF

IMPRIMEURS-ÉDITEURS

GÉRARDIN, NICOLLE ET BEUGNIES

NANCY-PARIS

1897

# ABCÈS DE LA CLOISON

## ET

## HYPERTROPHIE DE LA MUQUEUSE DE LA CLOISON

### CHEZ LES ENFANTS ET LES ADOLESCENTS

# INTRODUCTION

M. le professeur agrégé Frœlich ayant eu l'oc-
casion de rencontrer dans le service de M. le professeur Heydenreich, quelques cas d'abcès de la
cloison des fosses nasales et d'hypertrophie de la
muqueuse de la cloison, nous avons entrepris, sur
ses conseils, comme sujet de la présente thèse,
l'étude de ces affections.

Bien que les publications sur les abcès de la
cloison soient assez nombreuses, nous avons essayé
dans ce modeste travail, d'apporter quelques notions nouvelles à leur étude.

Nous nous sommes particulièrement attaché à
éclaircir certains points d'étiologie et de patho-
génie des abcès chroniques et à montrer, par une
étude comparée, leurs rapports avec l'hypertrophie
de la muqueuse de la cloison.

Mais avant de commencer notre travail, nous
nous faisons un devoir de remercier tous nos maî-
tres de la Faculté de médecine de Nancy pour l'en-
seignement que nous avons reçu d'eux.

Que M. le professeur Heydenreich reçoive
l'hommage de notre respectueuse reconnaissance

pour l'honneur qu'il nous fait en acceptant la présidence de notre thèse.

Que M. le professeur agrégé Frœlich, qui a bien voulu nous diriger dans le choix de notre sujet et nous aider de ses conseils, veuille bien recevoir l'assurance de notre vive gratitude.

# DIVISION DU SUJET

Nous divisons ce travail en huit chapitres :

Le premier contient l'historique.

Dans le deuxième, nous donnons une description anatomique du siège des affections qui nous occupent.

L'étiologie est l'objet du troisième.

Dans le quatrième, nous plaçons la symptomatologie.

Le cinquième est consacré à l'anatomie pathologique.

Nous réservons les trois derniers, à l'étude du diagnostic, du pronostic et du traitement.

Enfin, nous ajoutons nos observations.

# CHAPITRE PREMIER

## Historique.

D'après Berard (1), c'est Monteggia, chirurgien de Milan, qui aurait le premier signalé des collections de pus dans la cloison des fosses nasales.

En 1830, Cloquet fait une description des abcès de la cloison, qu'il fait paraître dans le *Journal Hebdomadaire de Médecine*.

Fleming's, en 1833, publie dans le *Journal de Médecine de Dublin* (Irlande) les observations de trois cas de collections purulentes.

Plus tard nous relevons deux observations, l'une de Maisonneuve, l'autre de Velpeau, qui furent publiées dans la *Gazette des Hôpitaux* (1840).

En 1864, Beaussenat fait paraître sur cette question un travail très important qu'il intitule : *Des tumeurs sanguines et purulentes de la Cloison des fosses nasales*.

A partir de cette époque on trouve quelques observations disséminées dans les différentes revues spéciales.

---

(1) Bérard. — *Diction. encycl. des Sciences médicales.*

Une communication de M. Gougenheim au congrès de Berlin (1890) remet la question à l'ordre du jour, elle est suivie de plusieurs publications parmi lesquelles nous signalons celles de Garel et Collet (*Annales des maladies de l'oreille*, 1893) en France, et celles de Schreuder et Schaeffer en Allemagne.

# CHAPITRE II

## Anatomie.

La charpente du nez est constituée en haut par
les os propres, à sa partie moyenne par les cartilages latéraux et triangulaires et par du tissu
fibreux, en bas par les cartilages des narines,
enfin par la cloison qui sépare les deux narines.

La cloison des fosses nasales qui nous occupe
présente :

Une portion osseuse constituée par le vomer en
bas et l'ethmoïde en haut.

Ces deux lames osseuses, d'abord unies l'une à
l'autre en arrière, s'écartent en avant, et laissent
entre elles un espace angulaire que remplit un
cartilage appelé *cartilage de la cloison.*

Ce cartilage sert de soutien à toute la partie du
nez qui s'étend des os nasaux à son extrémité
libre.

### Vomer.

Le vomer est un os impair qui constitue la partie postérieure de la cloison.

C'est une lamelle fort mince, transparente dans
toute son étendue. On lui considère deux faces et
quatre bords.

Les faces constituent la paroi interne de chacune des fosses nasales ; elles sont planes, souvent déjetées à droite et à gauche.

On aperçoit à leur surface quelques sillons, plus ou moins marqués.

*Le bord supérieur* est creusé d'une gouttière, qui reçoit la crête du sphénoïde, et dont les lèvres (ailes de vomer) reçues dans la rainure bilatérale de la crête, ménagent un petit canal longitudinal où passent des vaisseaux qui se rendent dans le corps de l'os.

*Le bord inférieur* mince, rugueux, est reçu dans la rainure qui résulte de la réunion, sur la ligne médiane, des deux portions horizontales du palatin et des apophyses palatines du maxillaire supérieur.

*Le bord antérieur* s'articule avec la lame perpendiculaire de l'ethmoïde, puis se dirige en avant et en bas pour recevoir le cartilage de la cloison.

*Le bord postérieur* mince, tranchant, mais non articulé, sépare les orifices postérieurs des fosses nasales.

### Lame perpendiculaire de l'ethmoïde.

Elle est constituée par la portion de la lame verticale située au-dessous de la lame horizontale.

Elle présente à considérer deux faces et quatre bords.

Les faces sont planes, présentent des sillons en

général peu marqués, et qui logent les vaisseaux et les nerfs.

Le bord supérieur se continue avec l'apophyse crista-galli. Le bord inférieur s'articule avec le vomer ; le bord postérieur avec la crête verticale du sphénoïde.

Le bord antérieur s'articule successivement, de haut en bas, avec l'épine nasale du frontal, les os propres du nez et le cartilage de la cloison.

### Cartilage de la cloison.

Ainsi appelé parce qu'il complète la cloison des fosses nasales, et remplit l'espace angulaire compris entre la lame perpendiculaire de l'ethmoïde et le vomer.

Il est situé sur la ligne médiane, mais il n'est pas rare qu'il soit dévié à droite ou à gauche.

Il présente deux faces répondant chacune à la fosse nasale correspondante, et quatre bords :

Le bord antéro-supérieur répond au dos du nez, le bord antéro-inférieur est logé dans la sous-cloison, et s'étend de l'épine nasale antérieure au lobule du nez. Le bord postéro-supérieur fait suite à la lame perpendiculaire de l'ethmoïde à laquelle il s'unit ; le bord postéro-inférieur se met en rapport avec le bord antérieur du vomer.

« Au-dessous du bord postéro-inférieur du cartilage de la cloison sont disposées deux petites lamelles cartilagineuses indépendantes décrites pour la première fois par HUCHKE, et appelés cartilages vomériens ou de JACOBSON. Commençant au niveau de l'épine nasale, ils se dirigent en arrière et en haut, longeant le cartilage de la cloison puis le vomer » (Testut.)

*Muqueuse.* — Le squelette de la cloison est mince et peu résistant, il est renforcé par la muqueuse qui s'étale régulièrement, et sans les modifier dans leur aspect extérieur, sur les différentes pièces osseuses et cartilagineuses qui forment la cloison. La muqueuse de la cloison est fortement adhérente à la portion osseuse, et très peu à la partie cartilagineuse — *particularité très importante pour expliquer la formation des abcès à cette région.*

La muqueuse est rosée, lisse, plus épaisse en bas qu'à la partie supérieure. La surface est recouverte d'un épithélium à cils vibratiles, ceux-ci deviennent rares à la partie supérieure.

La muqueuse pituitaire est constituée de deux couches :

1° *Une couche profonde ou chorion,* formée par du tissu conjonctif avec prédominance des éléments cellulaires et de la matière amorphe.

Le chorion sert de périchondre au cartilage, et il est nettement distinct du périoste sous-jacent.

Sur la face superficielle du chorion s'étale une mince couche hyaline ou membrane basale.

2° *Une couche superficielle ou muqueuse* renfermant dans son épaisseur des vaisseaux et des nerfs.

Elle comprend 3 couches de cellules.

(a) Des cellules épithéliales cylindriques à cils vibratiles implantées verticalement sur le chorion, elles possèdent à leur centre un noyau ovalaire.

(b) Cellules olfactives ou cellules de Schultze, véritables éléments sensoriels de la pituitaire présentant extérieurement la plus grande analogie avec les cellules gustatives. Elles sont essentiellement constituées par un gros noyau ; le protoplasma s'est accumulé aux deux extrémités de la cellule, qui donnent naissance à deux prolongements l'un dirigé vers la profondeur, l'autre vers la périphérie.

(c) Cellules basales qui reposent sur la membrane hyaline qui sépare le chorion de la couche épithéliale.

Les glandes de la muqueuse, bien étudiées par M. Sappey, sont des glandes en grappe, mais on trouve quelques glandes en tube dans la portion non olfactive.

La cloison est très riche en vaisseaux artériels et veineux disposés au-dessous de la membrane basale. Les artères proviennent de la sphéno-palatine, pour la partie postérieure et inférieure de la cloison et des artères ethmoïdales antérieures et postérieures pour la partie antérieure et supérieure de la cloison. Enfin on trouve aussi quelques vaisseaux provenant de la faciale.

Les veines sont nombreuses et affectent la même disposition que les artères.

Les lymphatiques forment un réseau d'une certaine ténuité et qui est disposé dans les couches les plus superficielles du chorion.

Les nerfs de la cloison sont de deux ordres. 1° Des nerfs de sensibilité générale qui émanent de la cinquième paire. 2° Des nerfs de sensibilité spéciale, fournis par l'olfactif.

Si nous nous étendons avec tant de détail sur cette description anatomique, c'est que nous avons pensé qu'il était utile d'avoir présent à l'esprit des notions exactes sur la région dont nous allons étudier les lésions. Si nous avons décrit le squelette complet de la séparation du nez, c'est que d'après quelques auteurs, les abcès que nous allons décrire naissent quelquefois au niveau du vomer et n'apparaissent que secondairement à la partie inférieure de la cloison.

# CHAPITRE III

## Etiologie.

Les abcès de la cloison sont rares. Ils ont une prédilection pour le jeune âge, et atteignent rarement les adultes.

On reconnaît deux grandes espèces d'abcès : les abcès aigus et les abcès chroniques.

*Les abcès aigus* ont le traumatisme pour cause la plus fréquente, surtout quand ce dernier porte sur le dos du nez.

A la suite d'un traumatisme violent, il se produit une hémorrhagie par la rupture de quelques vaisseaux ; le sang se collecte entre le cartilage et le périchondre, et si on n'intervient pas, cette tumeur sanguine ne tarde pas à suppurer par suite d'une infection secondaire.

On trouve aussi des abcès aigus qui surviennent spontanément sans cause appréciable, et qu'on nomme idiopathiques. Schech et Réthi pensent qu'ils sont causés par le streptocoque.

Ces abcès aigus idiopathiques ont toujours une cause ; mais quelle est-elle ? Donziger dans le *Monatsschrift für Ohrenheilkünde* (1897, n° 1), étudie 14 cas, dont 2 personnels, de cette affection. Il arrive à cette conclusion, que le plus souvent, c'est une excoriation au niveau de la muqueuse du septum qui a servi de porte d'entrée au germe infectieux. Cependant quelques-uns de ces abcès seraient dus à des hémorrhagies interstitielles (hématome spontané), survenant dans le cours d'affections infectieuses générales, comme par exemple dans l'influenza (3 cas). Cet hématome suppure rapidement et provoque l'abcès.

*Abcès chroniques*. Beaucoup d'enfants porteurs de ces abcès sont pâles et chétifs. Ils ont une tare héréditaire tuberculeuse ou bien ils sont eux-mêmes tuberculeux.

GAREL (1) et RISHOP (2) citent quatre cas seulement dans lesquels l'examen bactériologique a révélé la présence du bacille de KOCH ; mais dans les cas où ces recherches ont donné des résultats négatifs, on pourrait admettre la nature tuberculeuse des abcès en invoquant l'état du malade, ses antécédents et l'absence d'autres agents infectieux, tels que : staphylocoque, streptocoque, etc.

On a réuni quelques cas d'abcès de la cloison survenus à la suite de maladies infectieuses. Ainsi HERZFELD décrit un cas d'érysipèle de la cloison nasale avec formation consécutive d'abcès.

Nous empruntons à M. MORELL MACKENZIE une observation (obser. n° XV) d'abcès de la cloison survenu à la suite d'une fièvre typhoïde.

Les abcès, qu'ils soient aigus ou chroniques,

(1) Ann. des maladies de l'oreille.
(2) J. Améric. méd. assoc., 26 sept. 1893.

ont pour siège la partie antérieure et inférieure de la cloison des fosses nasales. Cette prédilection spéciale s'explique par ce fait que les adhérences de la muqueuse sont très faibles au niveau du cartilage, tandis qu'elles sont intimes au niveau de la portion osseuse.

### Hypertrophie de la muqueuse de la cloison.

Cette affection qui est rare, se rencontre principalement dans le jeune âge.

D'une évolution lente, elle atteint d'ordinaire les enfants tuberculeux ou bien ayant une tare héréditaire tuberculeuse. Dans tous les cas où l'examen bactériologique a été pratiqué, on a trouvé le bacille de Koch dans le tissu de nouvelle formation. Le bacille de Koch, en se développant dans l'épaisseur de la muqueuse, provoque un travail inflammatoire, le tissu de la muqueuse prolifère et contribue à la formation d'une tumeur, qui, par son volume, obstrue la narine. Ces modifications de la muqueuse ont pour siège la partie antérieure de la cloison nasale.

# CHAPITRE IV

**Symptomatologie.**

Il y a deux sortes d'abcès de la cloison des fosses nasales ; les abcès chauds ou aigus et les abcès froids ou chroniques.

Les symptômes diffèrent suivant qu'il s'agit des uns ou des autres.

*A.* — Les abcès chauds sont consécutifs aux traumatismes. Les phénomènes inflammatoires éclatent brusquement quelques jours après l'accident. Le début se manifeste par de la céphalalgie, du larmoiement et parfois même de la photophobie. Au bout de peu de jours le nez, au niveau de sa partie cartilagineuse, devient le siège d'un gonflement très marqué, la peau est rouge et tendue, les narines sont démesurément déjetées.

A l'examen des fosses nasales on trouve de la rougeur de la muqueuse ; du côté de la cloison on remarque une tumeur soulevant la muqueuse et obstruant la narine. La tumeur est d'ordinaire bi-latérale, elle gêne d'abord la respiration, mais finit bientôt par la rendre impossible. L'abolition de l'odorat est constante.

La tumeur est douloureuse à la palpation, on trouve parfois de la fluctuation. Ce caractère s'observe quand la tumeur est bi-latérale par suite de la destruction et de la perforation du cartilage.

Si la destruction est suffisante, on peut observer l'aplatissement du dos du nez. Les abcès font d'ordinaire saillie hors des narines. En haut ils ne dépassent jamais la portion cartilagineuse.

*B.* — Les abcès chroniques, de nature le plus souvent tuberculeuse, ont une évolution lente.

Le début ne se manifeste que par une certaine gêne du côté des fosses nasales ; plus tard la respiration devient difficile par le nez. La céphalalgie s'installe lentement ; il survient des douleurs du côté du front, qui se manifestent par accès et sont parfois intolérables. Ces douleurs du front s'irradient du côté du sommet de la tête. Un autre symptôme quelquefois noté est le suivant : les douleurs surviennent par crises intermittentes, et sont dues à l'accumulation de mucus au-dessus de l'abcès froid ; dans un accès d'éternuement le mucus force la narine obstruée, une quantité importante de liquide est évacuée et les douleurs cessent pour un temps.

Dans une dernière période, la respiration par le nez devient impossible et ne se fait qu'imparfaitement par la bouche.

Le nez est douloureux à la pression.

A l'examen des fosses nasales on constate que la muqueuse est rouge, sèche, boursouflée. La narine est obstruée par une tumeur habituellement bi-latérale siégeant à la partie antérieure de la cloison et faisant saillie hors de la narine.

Cette tumeur est d'une couleur rouge, sans pédicule et ne dépassant jamais la portion cartilagineuse du nez.

A la palpation on sent une tumeur dure et douloureuse, non dépressible. Quand la destruction de la cloison est très étendue, ce qui est très rare, on constate l'aplatissement du nez, dont le dos devient facile à déprimer dans toute sa portion cartilagineuse, tandis que le diamètre transversal augmente proportionnellement au volume de la tumeur.

Les abcès chroniques sont rarement accompagnés de réaction fébrile. L'abolition de l'odorat est fréquente.

Toutefois les abcès, qu'ils soient aigus ou chroniques, ont pour siège la partie antérieure et inférieure de la cloison des fosses nasales.

#### Hypertrophie de la muqueuse de la cloison.

Son évolution est lente. L'hypertrophie se manifeste tout d'abord par une certaine gêne de la respiration qui augmente graduellement. Quelquefois dès le début, l'hypertrophie de la muqueuse de la cloison est accompagnée de coryza. L'obtusion de l'odorat et l'épitaxis sont fréquentes.

Quand la lésion est à un stade avancé on trouve le nez augmenté de volume.

A l'examen des fosses nasales on constate du côté interne de chaque narine une tumeur rouge, arrondie, sans pédicule, largement implantée sur la cloison cartilagineuse et libre du côté externe. Cette tumeur est dure, quelquefois on constate à sa surface quelques ulcérations.

# CHAPITRE V

## Anatomie pathologique

Les auteurs invoquent plusieurs hypothèses pour expliquer la perforation de la cloison, dans les cas d'abcès de cette région.

Les uns l'attribuent au processus inflammatoire d'autres à la désunion des cartilages.

Il nous semble qu'il faut encore faire intervenir une autre cause dont la valeur nous paraît indubitable. En effet, l'examen d'un abcès de la cloison nous montre qu'il est ordinairement sous-muqueux, il se forme donc en décollant la muqueuse du cartilage. Or comme cette muqueuse sert de périchondre au cartilage ; ce dernier se trouve dénudé, et n'étant plus suffisamment nourri ne tarde pas à se nécroser.

La fonte du cartilage nécrosé est si complète que, à l'examen microscopique du pus, on ne relève plus aucune trace de ce cartilage.

Dans les cas où les abcès sont chroniques, il faut attribuer au bacille de Koch une large part dans la destruction du cartilage.

A quel point, maintenant, se fait la fonte du cartilage ?

Est-ce à sa partie antérieure, à l'union des os

propres du nez avec ce cartilage, ou au contraire à l'union de la cloison cartilagineuse avec la lame perpendiculaire de l'ethmoïde et surtout avec le vomer ?

Si la destruction se fait à l'union du cartilage et de la lame perpendiculaire de l'ethmoïde, comme le croit M. GOUGENHEIM, le cartilage conservant deux points d'appui solides, d'une part sur les os propres du nez, et d'autre part sur l'épine nasale antérieure, pourrait supporter sans effondrement toute la partie antérieure du nez.

Nous croyons que cette destruction se fait à la partie antérieure de la cloison, à l'union des os propres du nez avec le cartilage.

A l'appui de notre assertion, nous invoquons le siège habituel de l'abcès ; d'autre part, dans un grand nombre d'observations, on constate un affaissement du dos du nez, ce qui n'existerait pas si la destruction se faisait à l'union de la lame perpendiculaire avec le cartilage.

Dans les cas où il n'existe pas d'affaissement du dos du nez, la destruction se trouve tout-à-fait à la partie antérieure de la cloison, et ne se propage pas jusque sur son bord antérieur et supérieur.

Le pus des abcès de la cloison est d'ordinaire blanc jaunâtre, souvent mélangé de sang, et d'une extrême fétidité ; il contient des lencocytes, des débris de cellules, des globules de sang. Dans certains cas on a trouvé le bacille de Koch.

Dans quelques observations l'abcès ne contenait qu'un liquide jaune pâle, ressemblant à du serum ou de la lymphe.

## Hypertrophie de la muqueuse de la cloison

Dans cette affection on a constaté la destruction du cartilage. Cette destruction peut s'expliquer de la façon suivante : il se produit autour des vaisseaux des granulations tuberculeuses. Sous l'influence de ces granulations et de l'artérite qui les accompagne le sang se coagule à l'intérieur des vaisseaux, il se fait des thromboses artérielles qui sont bientôt suivies de la mortification du cartilage.

A l'examen microscopique de la muqueuse hypertrophiée on trouve un tissu à mailles fines, infitrées de nombreuses cellules rondes renfermant des nodules constitués par des cellules rondes et épithélioïdes avec quelques cellules géantes. Certains de ces nodules sont caséifiés au centre. On y trouve quelques bacilles de Koch.

On a rarement constaté une déformation du nez consécutive à cette affection.

Mais cette hypertrophie de la muqueuse pouvant à un certain moment donné, comme il ressort de cette description anatomo-pathologique, se transformer en abcès tuberculeux, l'effondrement sera possible dans ce cas.

Cette transformation de l'hypertrophie simple en abcès de la cloison peut encore s'appuyer sur des preuves. On a vu des sujets atteints de l'hypertrophie et guéris par un traitement médical, présenter dans la suite des temps un abcès de la cloison. L'évolution de la tuberculose de la cloison, arrêtée pendant un temps, a repris et est allée jusqu'à la fonte tuberculeuse; c'est-à-dire à l'abcès.

# CHAPITRE VI

## Diagnostic

Le diagnostic des abcès de la cloison des fosses nasales est difficile.

Si nous considérons d'abord les abcès aigus, nous verrons qu'ils peuvent être confondus avec les hématomes.

En effet, ces dernièrs peuvent présenter la même brusquerie dans leur apparition, ils sont douloureux et ont le même siège. On peut les différencier par leur couleur violacée, par leur extension en arrière sur la partie osseuse de la cloison.

Si nous passons maintenant aux abcès froids, nous voyons qu'ils donnent souvent lieu à des erreurs de diagnostic. En effet, on peut les confondre avec les polypes, les sarcomes ou bien avec des tumeurs sanguines.

Parfois le diagnostic avec les tumeurs sanguines peut être établi si on prend le soin de s'informer des antécédents du malade. L'absence de traumatisme antérieur, la lenteur du développement peut servir de base au diagnostic.

Le diagnostic des polypes muqueux d'avec les abcès est plus difficile encore. M. le professeur Panas racontait, jadis, qu'appelé auprès d'un malade pour extirper deux tumeurs saillant dans les narines et prises par le médecin ordinaire pour des polypes des fosses nasales, il s'était trouvé en présence d'un abcès double de la cloison qui se vida par l'incision. (CASSABIANCA.)

La méprise doit être plus fréquente quand l'abcès est unilatéral. Cependant le diagnostic peut être fait en explorant le lieu d'implantation de la tumeur, les polypes ne s'implantant jamais sur la cloison.

La recherche de l'implantation, souvent difficile quand toute la narine est remplie, doit être facilitée par l'exploration avec un stylet recourbé.

On éprouve la plus grande difficulté à faire le diagnostic d'avec un épithelioma et un sarcome.

M. RENDU a cité, d'après M. DUPLAY, le cas d'une tumeur encéphaloïde molle existant des deux côtés de la cloison du nez et d'une couleur blanche rosée. La pression donnait au doigt, dans la narine opposée, une sensation de fluctuation manifeste ; cependant, par l'incision, on ne fit sortir aucun liquide.

Dans les cas très difficiles, c'est seulement la ponction qui pourrait aider à faire le diagnostic.

La confusion des abcès avec la déviation de la cloison, est évitée par un examen attentif des fosses nasales du malade. Ici la consistance est très dure, osseuse, et du côté opposé à la déviation, se trouve un angle rentrant (un vide).

### Hypertrophie de la muqueuse de la cloison

L'hypertrophie de la muqueuse peut être confondue avec un sarcome ou un épithélioma. Le diagnostic peut se faire en prenant en considération l'âge du malade, ses antécédents et son état général.

Quant au diagnostic différentiel entre l'hypertrophie de la muqueuse et l'abcès de la cloison, il nous paraît inutile de l'établir. En effet, en comparant l'étiologie de ces deux affections, on est frappé des points communs qu'elles présentent. Les abcès, de même que l'hypertrophie, sont le plus souvent de nature tuberculeuse, car dans les cas d'abcès où la recherche des bacilles de Kock a donné des résultats négatifs, les antécédents ne laissent aucun doute. De plus, l'abcès de la cloison et l'hypertrophie ont le même siège; on les rencontre tous les deux à la partie antérieure et inférieure, et chez des sujets jeunes et scrofuleux.

Il est donc permis de supposer, en se basant sur cette identité de nature et de siège, que, dans bien des cas, l'abcès succède à l'hypertrophie de la muqueuse de la cloison qui n'en serait que le stade de début.

# CHAPITRE VII



## Pronostic.

Les abcès aigus de la cloison guérissent souvent rapidement et sans laisser de traces ; cependant il faut toujours être réservé au point de vue du pronostic. En effet, à côté de cas de guérison simple et rapide, on trouve des observations relatant l'extension de l'inflammation aux organes voisins ; ainsi on mentionne la propagation aux méninges avec phlébite consécutive du sinus longitudinal ; on doit pourtant considérer cette complication comme exceptionnelle.

Ce sont surtout les désordres qui résultent de la fonte du cartilage qui doivent attirer l'attention, car, à la suite de cette destruction, il peut se produire une déformation du nez, que les ressources de l'art sont d'ordinaire impuissantes à guérir ; la déformation la plus fréquente est celle dite en coup de hache. Elle se rencontre dans la moitié des cas.

Cette possibilité de l'extension de l'inflammation, bien qu'elle soit rare, et surtout la déformation fréquente du nez, doivent faire réserver le pronostic. Celui-ci sera donc d'autant plus favorable que l'intervention sera plus précoce.

Quant aux abcès froids et à l'hypertrophie de la

muqueuse, le pronostic est généralement bénin. La guérison survient toujours et l'affection ne laisse aucune trace, même si la cloison a été largement perforée.

Le seul point à réserver est la destinée ultérieure des malades : ce sont des tuberculeux ou du moins des scrofuleux, dont la diathèse devra être traitée.

# CHAPITRE VIII

## Traitement.

La première indication consiste à prévenir la
formation de l'abcès aigu, si le praticien est appelé
dès le début de l'affection ; mais d'ordinaire on
n'est consulté que lorsque le pus est déjà collecté
et détermine des troubles fonctionnels par les
tumeurs qu'il forme à l'entrée des narines. Alors
on n'a plus grande chance de faire rétrocéder la
phlegmasie.

Dans les cas exceptionnels où on est appelé dès
le début de l'affection, M. Moure indique l'emploi
des antiphlogistiques suivants : des plantes aro-
matiques, de la racine de guimauve additionnée de
feuilles de coca et de tête de pavot. Il indique dans
ces cas la formule suivante :

    Espèces aromatiques. . . 20 grammes.
    Feuilles de coca . . . . . 10    —
    Tête de pavot n° 1.

Il conseille également cette autre formule :

    Menthol. . . . . . . . .   5 grammes.
    Teinture d'encalyptus. . 150    —

Comme dans quelques cas d'abcès aigus on
considère qu'une ulcération a été la porte d'entrée, il va de soi qu'on tâchera de guérir toutes

ces lésions par un traitement approprié ; cela pourra être considéré comme un traitement préventif des abcès aigus.

Mais comme on n'est d'ordinaire appelé qu'après la formation du pus, il faut se hâter de l'évacuer, par crainte qu'il ne provoque de graves désordres par résorption ou par extension de la suppuration.

Dans les cas d'abcès bilatéral on se pose cette question : doit-on faire une seule et large incision ou bien inciser largement des deux côtés.

Les observations d'un certain nombre de chirurgiens ont montré que, dans quelques cas, l'incision uni-latérale est suivie de récidive, tandis que l'incision bilatérale est toujours suivie d'une guérison rapide et radicale.

Il nous semble que, quand la communication entre les deux tumeurs est large, et que par conséquent le pus de l'une peut s'évacuer par l'ouverture faite à l'autre, l'incision unilatérale suffit.

L'incision doit être suivie de lavages antiseptiques et complétée par un tamponnement à la gaze iodoformée lorsque l'abcès est vaste.

Maintenant à quel moment doit-on intervenir ? Dès que le diagnostic ne fait plus de doute il y a grand intérêt à pratiquer l'incision précoce et hâtive, car par ce moyen on pourra éviter la fente de la cloison et les déformations qui en résultent.

On voit en effet que les abcès qui ont été livrés à eux-mêmes amènent dans l'espace de quelques jours la fonte de la cloison.

Nous trouvons de ces cas dans la thèse de BEAUS-SENAT.

Donc il faut intervenir le plus tôt possible en faisant à la muqueuse de la cloison des incisions assez larges pour permettre l'évacuation complète du pus, on fait suivre ces incisions de lavages antiseptiques de la cavité de l'abcès.

Les déformations consécutives aux abcès de la cloison étant assez fréquentes, il peut arriver que le malade réclame l'aide du chirurgien pour remédier à cette difformité.

Dans des cas semblables John O'Roë (1) de Rochester, qui s'est occupé de cette question indique le procédé suivant que nous donnons sans nous y arrêter longuement.

1° Les tissus épais et saillants sont incisés des deux côtés de la cloison. Les incisions suivent les rebords des tissus affaissés à travers le cartilage du nez. On a grand soin de s'arrêter à la peau ;

2° La peau est détachée du dos du nez soulevé. Les lambeaux ainsi formés sont maintenus par des plaques d'ivoire offrant des trous à travers lesquels passent les sutures ;

3° Scarification de chaque côté de la partie inférieure de la cloison.

4° En face des points où la cloison manque de résistance, d'épaisses bandes de tissus sont déta-

---

(1) JOHN O'ROË. — *The correction of deformity résulting from abcess of the nasal Septum. In. med. Journ.*, Octobre 1892.

chées du plancher des narines, relevées, fixées par
de fines sutures au niveau de leur bord supérieur
à la cloison.

5o Un petit ressort en spirale maintient jusque
cicatrisation les parties en position.

Suivant M. Roë ce procédé a donné d'excellents
résultats.

Quant aux abcès froids ou chroniques, ils doivent être évacués dès que le pus est formé, une
incision bi-latérale évacuera le contenu de l'abcès.
Si la suppuration devait se continuer longtemps
un curettage du cartilage serait indiqué. Quelques
auteurs font même ce curettage dans tous les cas.
Enfin, on pourrait modifier heureusement l'intérieur de l'abcès par des instillations d'éther iodoformé. L'état général non plus que dans l'hypertrophie de la muqueuse ne devra être négligé.

Le traitement de l'hypertrophie de la muqueuse
de la cloison comprend deux médications. On
s'occupera tout d'abord d'améliorer l'état général
par l'habitation au grand air, à la campagne, etc.

On prescrira l'huile de foie de morue à fortes
doses et des préparations iodées. Quant au traitement local il consiste en applications de teinture
d'iode. Ce traitement a très bien réussi dans le
cas de M. le professeur HEYDENREICH.

# OBSERVATIONS

## OBSERVATION I (L. Wroblewski)

Il s'agit d'une jeune fillette tombée il y a quelques mois sur le nez, d'où gonflement qui oblitéra pendant longtemps la lumière des narines.

Après la sortie du pus vint la guérison, mais il resta une dépression du nez et c'est pour cette affection que les parents viennent me consulter. Actuellement (8 mai 1893) il existe un affaissement caractéristique du dos du nez à la limite des os propres et du cartilage de la cloison. Pas de perforation de la cloison.

## OBSERVATION II (L. Wroblewski)

M. Z... 12 ans, a reçu un coup sur le nez. Ce dernier était très rouge et gonflé. Au dos du nez un abcès s'est formé et s'est ouvert de lui même, mais la guérison se faisant attendre le malade vint à l'hôpital St-Roch et j'ai trouvé ceci :

Le nez n'est pas gros, il est un peu retroussé en haut ; au dos (à la limite des os et du cartilage), on constate une plaie à bords granuleux inégaux avec une zône inflammatoire tout autour. Les deux narines sont totalement obstruées par un gonflement considérable de la muqueuse de la cloison et rappelant l'aspect des polypes. La sonde révèle la dénudation des os.

3 Mai. — Je fis une incision d'un centimètre et demi le long du dos du nez. Grattage à la curette tranchante des granulations.

5 Mai. — Beaucoup de pus est sorti de la plaie. La sonde trouve une longue fistule qui descend le long de la cloison; le bout inférieur de l'instrument se trouve dans la narine droite et il existe de nombreuses fongosités. Après le grattage et la cautérisation avec le nitrate d'argent le pus cesse de se former.

20 Mai. — Guérison définitive.

Il est resté une cicatrice insignifiante le long du nez et un affaissement manifeste à la limite des os propres et du cartilage.

## OBSERVATION III (Wroblewski)

S. R... 14 ans, il y a 10 jours, on lui a marché sur le nez ; depuis, celui-ci est obstrué et le malade ronfle.

A l'examen le nez est gonflé, douloureux à la pression. A la cloison, des deux côtés, à un demi centimètre de l'orifice extérieur, on trouve deux tumeurs symétriques, rouges, aplaties.

Au contact avec la sonde, la tumeur gauche est plus dépréssible.

Deux profondes incisions (car dans ces cas il y a toujours un épaississement considérable de la muqueuse), longues de 1 centimètre, donnent issue à une grande quantité de pus jaunâtre, épais, fétide.

Guérison parfaite après 10 jours.

Il ne reste qu'une petite dépression.

## OBSERVATION IV (Wroblewski)

E. C... 7 ans, est tombé il y a 2 semaines, ronfle depuis. Epaississement du nez et trace d'une ecchymose ancienne près des os propres du nez.

Cloison très rouge des deux côtés, bosses fluctuantes remplissant la lumière des deux narines.

La guérison est obtenue en peu de jours ; il reste une légère dépression.


### OBSERVATION V (Wroblewski)


J. S... 2 ans, est tombé sur un morceau de verre, il y a 8 semaines. Depuis ronfle la nuit.

A l'examen on trouve un nez obstrué, s'aplatissant légérement à la pression. Des deux côtés de la cloison on voit des voussures caractéristiques.

Les parents refusent toute intervention.


### OBSERVATION VI (L. Wroblewski)


R. W... 18 ans, a remarqué une tumeur dans la narine il y a quelques jours. Pas de cause appréciable.

Dans la partie antérieure de la cloison du côté droit, je trouve un abcès rouge fluctuant.

Incision, sortie de beaucoup de pus jaunâtre ; guérison sans suites.


### OBSERVATION VII (L. Wroblewski)


21 Mai 1892, K. K... 5 ans. Depuis trois semaines, gonflement et obstruction du nez sans cause appréciable. De deux côtés de la cloison on constate des tumeurs rouges fluctuantes, symétriques.

Après l'incision, sortie de beaucoup de pus, guérison.

Une petite dépression du nez subsiste.

## OBSERVATION VIII (L. Wroblewski).

Z. F..., 6 ans, a souffert souvent de coryza qui est devenu plus fort depuis une semaine. Bouche ouverte, voix nasonnée. Le 14 avril 1892, une quantité assez considérable de pus mélangé de sang est sortie. Le médecin ordinaire me fait appeler et je constate la muqueuse du nez enflammée, le nez sensible à la pression, augmente de volume. La lumière des narines est oblitérée. Fièvre 39º.

Je pratique une longue et profonde incision à gauche, une moindre à droite, et dans les plaies je place une mèche de gaze iodoformée trempée dans le sublimé. Le lendemain, 17 avril, nuit agitée, 38º6, changement de gaze, lavage.

19 avril. — Plus de fièvre, peau du nez presque normale, changement du tampon. Après une semaine, guérison.

Il est resté une petite dépression qui n'est visible qu'en regardant le malade de profil.

## OBSERVATION IX (L. Wroblewski).

12 juillet 1892. Depuis trois semaines H... ne peut plus respirer par le nez ; pas de douleurs, pas de maladies dans ces derniers temps. Ne peut pas indiquer de cause à son affection actuelle, mais sûrement pas de traumatisme. Le nez est totalement bouché.

Après l'incision sort beaucoup de pus très fétide. Lavages, tamponnement, guérison en dix jours. Il est resté une dépression considérable du dos du nez.

### OBSERVATION X (Strazza):

Il s'agit d'un enfant atteint d'une tumeur liquide accolée à la cloison et développée d'un seul côté, à gauche. On avait cru d'abord à une déviation traumatique de la cloison, mais à l'examen du côté opposé, il n'y avait pas de concavité du septum. On fit la ponction exploratrice qui donna issue à un liquide jaune pâle ressemblant à du serum ou à de la lymphe. Au bout de quelques jours l'enfant guérit complètement ; la cloison n'est ni déviée, ni perforée, le nez n'est déformé en aucune façon.

### OBSERVATION XI (Schrœder).

Fille de 18 ans, dans le courant de juillet, violentes douleurs de tête et de fièvre. Nez rouge et tuméfié. Gonflement considérable et fluctuation de la muqueuse de la cloison des deux côtés ; incision bi-latérale donnant issue à du pus fétide. Des deux côtés le stylet arrive sur le cartilage. Tamponnement de gaze iodoformée. Deux jours plus tard la rétention du pus exige une nouvelle incision. Au bout d'une huitaine le nez avait repris son volume normal, la fièvre avait disparu et la sécrétion considérablement diminué. Le 16 août Schrœder constate l'état suivant : léger affaissement du dos du nez, muqueuse de la cloison boursouflée de deux côtés ; à droite et à gauche, elle offre un orifice gros comme un pois par lequel s'écoule un pus crémeux fétide, mêlé de matières caséeuses. Le stylet n'est arrêté par aucun cartilage. Le vomer et la lame perpendiculaire de l'ethmoïde sont rugueux. A l'aide d'une incision dans la fosse nasale droite on incise un gros fragment de la muqueuse et on gratte énergiquement les parties nasales.

## OBSERVATION XII (Schæffer).

Il s'agit d'un malade de 18 ans, ayant reçu, il y a quatre semaines un coup sur le nez. Actuellement il existe une grosse tumeur fluctuante remplissant l'entrée de la narine gauche.

On fait l'incision de la tumeur, puis l'excision d'une partie de la muqueuse à l'aide de ciseaux ; on enlève les parties nécrosées du cartilage et les granulations avec une curette. Tamponnement.

On obtient de la sorte une guérison rapide et complète.

## OBSERVATION XIII (Fischenich).

Un jeune homme de 28 ans vient me consulter à Wiesbaden en septembre 1893 pour un « polype ».

L'anamnèse révéla qu'il était gêné depuis six semaines et que depuis ce temps il était obligé de respirer par la bouche. Il se rappela qu'à ce temps un ami lui avait tapé par plaisanterie, avec une canne, sur le nez. Malgré la légèreté du coup, il avait saigné abondamment et toute la journée il avait eu sensation d'un corps étranger dans le nez.

Le nez n'était obstrué qu'à gauche, mais depuis quinze jours la narine droite est aussi obstruée.

A l'examen, on trouve l'entrée du nez dilatée, de chaque côté sort une tumeur rougeâtre, molle, fluctuante. On fait une incision bi-latérale et il en sort un liquide séro-purulent. Après cela, les tumeurs s'affaissent ; tampon de gaze iodoformée renouvelé tous les jours. Guérison en huit jours.

## OBSERVATION XIV (Suchannek).

Garçon de 10 ans, ayant le nez bouché depuis une di-
zaine de jours, à la suite d'un traumatisme remontant à
une quinzaine. Rien de visible extérieurement ; ni tumé-
faction, ni sensibilité, ni rougeur. Les deux fosses nasales
sont remplies, au niveau des méats inférieurs et d'une
partie des méats moyens, par une tumeur de la cloison,
hémisphérique et revètue par la muqueuse normale. Après
cocaïnisation, large ouverture de la tumeur fluctuante à
gauche, hémorrhagie forte ; demi-cuillerée à thé de pus.
La sonde fait constater une petite perforation dans la
cloison cartilagineuse qui, à la suite de la fracture, fait
une saillie convexe dans la fosse nasale droite, qui dut
être réséquée.

## OBSERVATION XV

### (Empruntée à M. Morell Mackenzie).

Ch. H..., cultivateur, âgé de 21 ans, était depuis peu
dans mon service, à l'hôpital de Londres, au commen-
cement de 1870, convalescent d'une fièvre typhoïde, lors-
qu'un jour, à ma visite, il se plaignit de gêne respiratoire
et d'une obstruction complète du nez.

A l'examen, je trouve deux tumeurs jaune pâle, qui
oblitèrent complètement les fosses nasales. Le malade
était convalescent de sa fièvre typhoïde depuis sept semaines. La maladie avait eu son cours régulier et le
malade n'avait antérieurement éprouvé aucun symptôme
du côté des fosses nasales. Une incision de la tumeur

laissa s'écouler du pus, et en pressant sur la seconde avec
le doigt, je pus la vider complètement ; il sortit en même
temps de la poche une petite quantité de matière
caséeuse. A l'aide d'une sonde introduite dans l'incision,
je pus constater l'existence d'une perforation de la partie
cartilagineuse de la cloison ; cette perforation avait environ un demi pouce de longueur et un quart de largeur.
Une seconde incision fut faite sur l'abcès qui n'avait pas
été ouvert et le malade guérit en conservant une perforation.

### OBSERVATION XVI (Hervald).

J..., 15 ans, se présente chez moi le 15 octobre 1890.

*Antécédents héréditaires.* — Père et mère tuberculeux.

*Antécédents personnels.* — Tousse depuis 4 ans,
sujette au coryza.

Il y a huit mois, elle s'aperçut de l'apparition d'une
tumeur de chaque côté de la cloison du nez ; cette tumeur
se développa lentement et symétriquement dans chaque
fosse nasale, au voisinage de l'orifice externe du nez, et
atteignit le volume d'une noisette. Ces tumeurs sont par-
faitement vues et senties par la malade.

*Examen.* — Les deux tumeurs sont faciles à apercevoir
même sans l'aide du spéculum, par le simple écartement
des ailes du nez ; la muqueuse qui les recouvre est rosée.

*Opération.* — Incision au bistouri des deux tumeurs.
La muqueuse pituitaire saigne abondamment ; elle est
très épaissie. Il s'écoule une certaine quantité de pus
dix jours après guérison.

## OBSERVATION XVII

(Service de M. le professeur Heydenreich, due à l'obligeance de M. le professeur agrégé Frœlich).

Juillet 1891. X..., de Pompey, 18 ans. Jeune fille à
facies lymphatique, lèvres fortes, teint pâle et figure
bouffie, cheveux blonds. Pas d'antécédents nets ni personnels ni héréditaires.

Il y a six mois, elle a senti que la narine du côté droit
se bouchait ; au bout de deux mois, l'obstruction était
complète de ce côté. Il y a deux mois, la respiration par
la narine gauche devient également pénible. Depuis trois
semaines enfin, l'air ne passe plus par les narines.
Des douleurs violentes, survenant par accès, sont res-
senties dans le front et vers le sommet de la tête. Le
pourtour du nez également est devenu douloureux. La
respiration se fait uniquement par la bouche. De temps à
autre, à la suite d'un éternuement, il sort un peu de
mucus par la narine gauche.

A l'examen, on constate que le nez est énormément
distendu. Les narines sont déjetées d'une façon déme-
surée. Le nez est en massue. La charpente osseuse ne
prend pas part à cette distension. A travers chaque
narine fait saillie une masse arrondie, de couleur rosée
excessivement dure au toucher. A gauche, la tumeur est
multilobulée et ressemble à un sarcome. La fluctuation
n'est perceptible nulle part.

Le stylet, en explorant la tumeur, montre qu'elle est
largement sessile et implantée sur la cloison ; du côté
externe, le stylet la contourne.

En incisant de deux côtés cette tumeur, il en sort une

nótable quantité de pus bien lié, jaune, strié de sang, extrêmement fétide.

Le stylet passe de l'une à l'autre des incisions, la cloison est largement perforée. — La perforation a des bords rugueux.

L'examen microscopique n'a pas révélé de streptocoque.


## OBSERVATION XVIII

(Service de M. le professeur Heydenrioch, salle V
dûe à l'obligeance de M. le professeur agrégé Frœlioh.)


Avril 1897. Fillette de 11 ans.

Antécédents personnels et héréditaires tuberculeux.

Depuis trois mois le nez est bouché complètement. Depuis un mois il est élargi. Des douleurs de tête très fortes s'irradiant au front et aux oreilles.

A l'examen le nez est monstrueux, des narines font hernie deux tumeurs allongées d'un rouge vif ; l'attouchement est très douloureux. L'exploration à gauche avec un stylet montre une tumeur libre du côté externe implantée sur la cloison, à droite même constatation, fluctuation nette pendant la pression ; le stylet pénètre dans la tumeur et il s'écoule une notable quantité de pus fétide.

Déjà antérieurement du pus s'était écoulé. L'abcès était dur avant.

Quand la muqueuse est intacte la tumeur est dure.

Le stylet passe d'une narine dans l'autre.

Les os du nez ne semblent pas prendre part à la dilatation du nez.

## OBSERVATION XIX

(Service de M. le professeur HEYDENREICH, salle V, lit nº 11
dûe à l'obligeance de M. le professeur agrégé FRŒLICH).

1889. Petite fille de 7 ans. Strumeuse adressée à l'hôpital comme atteinte de polypes.

A l'examen : Fillette maigre, élancée, présentant des ganglions scrofuleux au cou. Antécédents personnels et héréditaires tuberculeux. A travers les narines, on aperçoit deux petites masses arrondies de couleur rouge (quelques ulcérations sur la narine). La tumeur est dure, elle est libre du côté externe et adhérente du côté interne à la cloison. Même tumeur du côté opposé. Le nez est déformé et les narines déjetées. Pas de douleurs.

M. le professeur HEYDENREICH diagnostique une hypertrophie strumeuse de la muqueuse de la cloison.

Le traitement employé consiste en traitement de l'état général et l'application locale de teinture d'iode.

Guérison après trois semaines.

## OBSERVATION XX (VERNEUIL) (1).

Au mois d'avril 1875, la nommée Labrette âgée de 22 ans, entrait à la Pitié, salle Saint-Augustin, pour se faire traiter d'une maladie du nez, dont le début remontait à une année environ, mais qui, depuis quelques mois, avait fait des progrès rapides et pris un caractère de gravité fort inquiétant. Le nez, presque doublé de volume,

----

(1) Thèse de Cassabianca, 1878.

était rouge, tendu, luisant, donnant au doigt une fausse sensation de fluctuation qui aurait pu faire croire à un abcès.

En faisant renverser en arrière la tête de la malade, M. VERNEUIL vit à l'entrée des fosses nasales une masse rougeâtre, fongueuse, papilliforme, obstruant complètement les deux narines et ressemblant, à s'y méprendre, à un épithélioma papillaire. Sa base mal limitée se perdait sur les deux faces de la cloison ; la malade avait eu quelques épistaxis. Au cou on ne constatait aucun engorgement ganglionnaire ; l'hésitation ne semblait pas possible. M. VERNEUIL crut avoir sous les yeux une tumeur maligne et il l'aurait immédiatement opérée, si une considération ne l'avait retenu : cette femme etait enceinte de huit mois. Songeant à la gravité des opérations pratiquées pendant la grossesse, M. VERNEUIL jugea prudent de s'abstenir pour le moment de toute intervention chirurgicale et engagea la malade à revenir aussitôt qu'elle aurait accouché. A ce moment le diagnostic était donc un épithélioma de la cloison ayant pris une marche rapide sous l'influence de la grossesse.

Trois semaines après sa délivrance la malade se présentait de nouveau à la Pitié. M. VERNEUIL fut très surpris en la revoyant de constater une amélioration considérable. Le gonflement du nez, la saillie des narines avait notablement diminué, la tumeur de la cloison était moins volumineuse, et surtout son aspect était heureusement modifié. En même temps que se produisait dans la région du nez un changement si favorable, une adénopathie indolente, formant chapelet, apparaissait sur les côtés du cou.

Le diagnostic fut aussitôt rectifié. Evidemment on n'avait pas affaire à un épithélioma de la cloison.

L'amélioration rapide, le changement d'aspect de la tumeur, éloignaient l'hypothèse d'une production maligne. On ne pouvait dès lors se trouver en présence de la syphilis ; mais, bien que les antécédents de la malade, sa constitution délicate et surtout la forme de l'adenite fissent plutôt pencher vers la première, il était difficile de se prononcer d'une manière absolue dans un sens ou l'autre. Ainsi M. Verneuil crut-il devoir s'adresser d'abord au traitement antisyphilitique. (Sirop de Gibert le matin, iodure de potassium le soir.)

Peu de temps après il se formait sur la joue gauche une petite tumeur molle fluctuante, dont les caractères étaient ceux des écrouelles cutanées. Le traitement antisyphiliti-que fut abandonné et remplacé par le traitement anti-strumeux. Enfin après une absence de quelques mois, la femme Labrette rentre le 14 mars 1876 dans le service de M. Verneuil, salle St-Augustin n° 22.

*Etat actuel.*— Le nez est à peine déformé un peu renflé seulement à la partie moyenne ; pas de rougeur de la peau. Les narines sont encore obstruées par un tissu rougeâtre ferme au toucher non douloureux et faisant corps avec la cloison. Quoique profondément ulcéré, ce tissu ne saigne pas. Le cartilage de la cloison est perforé dans une très petite étendue, à un centimètre et demi du bord inférieur de la sous-cloison.

A la joue gauche reste une chéloïde strumeuse. La chaîne ganglionnaire a antérieurement disparue.

Le traitement anti-scrofuleux est repris. Deux semaines après, la malade assure que l'air passe beaucoup mieux par le nez et demande sa sortie.

En résumé, si on compare l'état actuel à l'état de la malade au moment ou M. Verneuil la voyait pour la première fois, l'amélioration est énorme ; mais la guérison n'est pas encore complète de sorte que, conclut M. Verneuil, s'il est certain qu'on n'a pas eu à faire à une production de nature maligne, mais seulement à un épaississement scrofuleux de la cloison, il n'en est pas moins vrai que cette affection est bien rebelle.

## OBSERVATION XXI (Chiari)

### *Hypertrophie de la muqueuse de la cloison*

L..., garçon de 12 ans vient le 28 août 1892 a mon ambulatorium polyclinique, se plaignant que l'air ne passe plus par le nez depuis 1891. L'enfant est anémique, a les conjonctives et les gencives pâles mais paraît bien portant sous tous les autres rapports.

Pas de matité ni de signes de catarrhe du côté du poumon ; ni toux, ni expectoration. Le père, la mère et toute la famille sont bien portants.

Sur le côté gauche du septum cartilagineux on aperçoit une tumeur irrégulièrement bossellée de la grosseur d'une noisette, qui saigne facilement. La tumeur enlevée avec le serre neud froid est molle et présente sur la coupe un aspect médullaire.

L'examen histologique pratiqué par le docteur Pauzer, montre un tissu à mailles fines infiltrées de nombreuses cellules rondes, renfermant des nodules constitués par des cellules rondes et des cellules épithélioïdales avec quelques cellules géantes. Certains de ces nodules étaient caséifiés au centre. Il s'y trouvait quelques bacilles tuberculeux.

La surface de la tumeur était recouverte d'un épithélium pavimenteux.

Les résidus furent détruits à l'aide de la curette tranchante et du galvano-cautère.

Il resta un ulcère qui guérit au bout de quelques semaines. Bientôt récidives, détruites de nouveaux. Le 19 juillet 1893, le malade revient. Cette fois je pratique moi-même l'examen histologique.

La-plus grande partie des granulations était constituée par un réseau à mailles fines contenant de nombreuses cellules rondes. Pas de vaisseaux mais une forte prolifération de l'épithélium.

En quelques endroits il y avait des amas arrondis de cellules épithélioïdales. Pas de cellules géantes, par contre, des bacilles tuberculeux (colorés par la fuschine phéniquée). En quelques places l'épithélium était bien conservé et se présente sous forme d'un épithelium pavimenteux stratifié envoyant au fond de longs prolongements coniques ; on voyait en un point des tubes glandulaires avec épithélium bien conservé.

## OBSERVATION XXII (O. CHIARI)

Garçon de 16 ans. Se présente avec une hypertrophie de la muqueuse de la cloison. Tumeurs des deux côtés de la cloison. Pas de lésions pulmonaires. A l'examen microscopique : tuberculose.

## OBSERVATION XXIII (O. CHIARI)

Fillette de 9 ans. Hypertrophie de la muqueuse de la cloison, du côté gauche, obstruant la narine. Ablation et cautérisation de la cloison. Rien au poumon. La tumeur est de nature tuberculeuse, mais on n'a pas trouvé de bacilles.

## OBSERVATION XXIV (O. CHIARI)

Fillette de 12 ans. Hypertrophie de la muqueuse de la cloison, formant à gauche une tumeur du volume d'une noisette. Ablation. Récidives. Nature tuberculeuse.

## OBSERVATION XXV (O. CHIARI)

Médecin de 29 ans, ayant eu une hémoptysie, présente une hypertrophie de la muqueuse de la cloison à gauche. Ablation. Bacilles dans la tumeur.

# CONCLUSIONS

Il résulte de l'étude que nous venons de faire des abcès et de l'hypertrophie de la muqueuse de la cloison du nez, que :

I. — Ces affections sont rares, on les rencontre surtout dans l'enfance et l'adolescence.

(*a*) Les abcès aigus sont la plupart d'origine traumatique.

(*b*) Les abcès chroniques semblent être tous d'origine tuberculeuse.

II. — Les abcès chroniques sont souvent consécutifs à l'hypertrophie de la muqueuse. Cette hypertrophie elle-même, ainsi que les abcès, sont de nature tuberculeuse comme le prouvent les examens histologiques de Chiari, et les observations cliniques qui montrent que l'hypertrophie peut se transformer en abcès.

III. — Le diagnostic est quelquefois difficile.

IV. — Le pronostic n'est pas grave pour les abcès chroniques et l'hypertrophie de la muqueuse de la cloison; mais dans les cas d'abcès aigus, il faut tenir compte de la déformation en coup de hache du dos du nez, qui est définitive, et qu'on rencontre dans la moitié des cas d'abcès aigu de la cloison. — Une incision précoce semble pouvoir l'éviter.

V. — Le traitement consistera :

(*a*) Pour l'abcès aigu, en une incision large et hâtive.

(*b*) Pour l'hypertrophie, dans une révulsion locale, par de la teinture d'iode.

(*c*) Pour les abcès chroniques, en une incision suivie ou non de curettage et d'injection d'éther iodoformé.

Dans les deux dernières lésions, le traitement antiscrofuleux sera de rigueur.

# INDEX BIBLIOGRAPHIQUE


Testut. — *Traité d'anatomie humaine.*

Cassabianca. — *Des affections de la cloison des fosses nasales.* (Thèse, Paris.)

Maisonneuve. — *Abcès de la cloison des fosses nasales.* (*Gazette des Hôpitaux*, 1841.)

Morelle Mackenzie. — *Traité pratique des maladies du nez.*

Moure. — *Abcès aigu de la cloison des fosses nasales.* (*Revue de laryngologie.*)

Beaussenat. — *Des tumeurs sanguines et purulentes de la cloison des fosses nasales.* (Thèse de Paris, 1864.)

Strazza. — *Un cas rare de tumeur de la cloison du nez.* (*Annales des maladies de l'oreille*, 1888.)

Wroblewski (L.) — *Sur les abcès aigus de la cloison.* (*Arch. f. laryngologie*, 1894.)

Lacoaret. — *Communication faite à la Société française de laryngologie, d'otologie et de rhinologie* (1894).

Hubbard, Gleitsman. — *Deux cas d'abcès de la cloison.* (*N. Iork, Acc. of. méd.*, 18 décembre 1894.)

Herck. — *Sur le traitement des abcès de la cloison.* (*Arch. inter. de laryngologie*, 1892.)

Schrœder. — *Ein Fall Sogenauter idiopathischer acuter perichondritis der Nasenscheidwand.* (Berlin, *Klin Woch*, 1893.)

RISHOP. — *J. Americ. méd. Assoc.*, 26 sep. 1893.

LERMOYEZ. — *Thérapeutique des maladies des fosses nasales.*

GOUGUENHEIM. — *Des abcès chauds de la cloison nasale et d'une déformation concomitante et définitive du nez.* (Congrès de Berlin, 1890.)

HERVALD. — *Un cas d'abcès de la cloison. (J. Améric. méd. assoc.,* 1892.)

DENTZIGER. — *Monatsschift für Oherenheilkunde* (1897, n° 1.)